tomar corpo

poesia

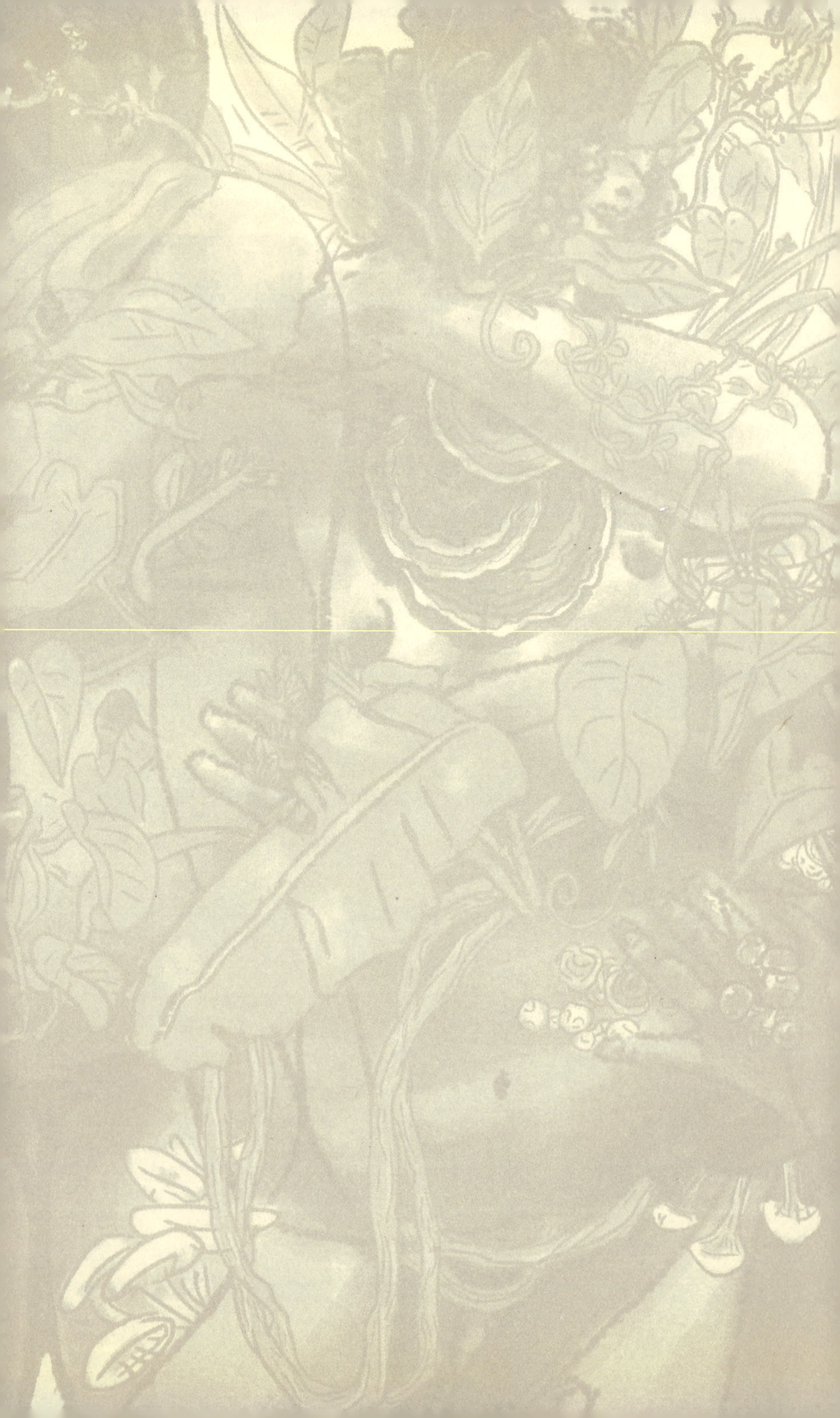

tomar corpo

poesia

ORGANIZAÇÃO

Lucila Losito Mantovani

AUTORAS

Bárbara Mançanares
Branquinh@
Camilla Loreta
Carolina Hidalgo Castelani
Dayane Ferreira
Diana Salu
Dora Selva
Fabrina Martinez
Gabriela Guaragna
Gabrielle de Castro Albiero
Ingrid Fagundez
J. Lo Borges
Juliana Pithon
Lizandra Magon de Almeida
Luci Gonçalves
Lucila Losito Mantovani
Maria Carolina Machado
Mariana Bandarra
Mariana Felix
Nicole Brack
Nina Ferreira
Pilar Bu
Priscilla Menezes
Regina Nascimento
Sheyla Smanioto

jandaíra

Este livro foi revisado segundo o Novo Acordo Ortográfico da Língua Portuguesa.

DIREÇÃO EDITORIAL
Lizandra Magon de Almeida

COORDENAÇÃO EDITORIAL
Camilla Savoia

PRODUÇÃO EDITORIAL E REVISÃO
Renato Ritto

CAPA E PROJETO GRÁFICO
Diana Salu

DIAGRAMAÇÃO
Adriana Moreno

Maria Helena Ferreira Xavier da Silva/ Bibliotecária - CRB-7/5688

T655 Tomar corpo / organização [de] Lucila Losito Mantovani.
- São Paulo :

Jandaíra, 2021
128 p. ; 14 x 21 cm.

ISBN 978-65-87113-23-4

1. Poesia brasileira. 2. Literatura brasileira - Escritoras. 3. Mulheres e literatura - Brasil. I. Mantovani, Lucila, coord. II. Título.

CDD B869.1

Número de Controle: 0010

jandaíra

www.editorajandaira.com.br
atendimento@editorajandaira.com.br
(11) 3062-7909

Tomar corpo

Tirar pés de mulheres dos sapatos
das casas e de outras caixas
e colocá-los junto à terra

Descolar suas pélvis das cadeiras
das culpas e das violências
e dá-las ao prazer das cachoeiras

Seus joelhos, tirar do chão
das obrigações e dos preconceitos
e dar-lhes montanhas a escalar

De suas barrigas,
cortar com o cordão
o peso do passado,
mas não sem antes
fazer uma oração

Devolver ao coração das mulheres
o som do mar e a firmeza
das suas próprias caixas torácicas

Tirar de suas gargantas,
o grito e o casulo
então dar às suas verdades
as vozes de outras mulheres

De suas mãos, tirar as muletas
e colocar no lugar delas
seus próprios sonhos
papel e caneta

Lucila Losito Mantovani

tomar é
soltar

corpo é
tripa, frase incompleta
tensão, tônus
movimento
base

poesia é
saliva na boca
vento na pele
(t) ato

Diana Salu

tomar

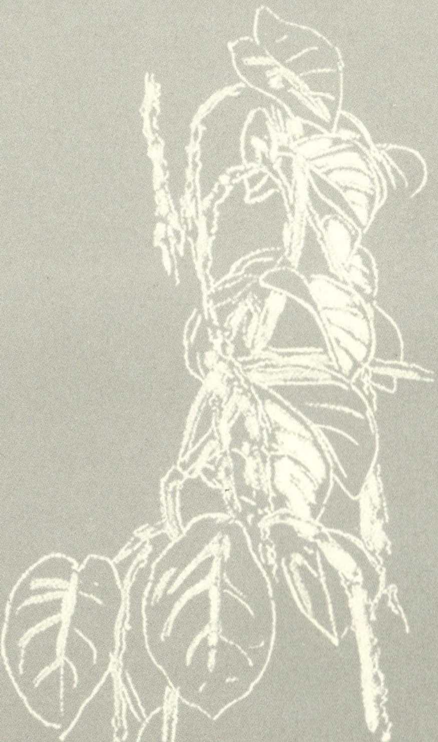

no início era a agulha
uma linha a percorrer os corpos
abraçar os fluidos como quem dança de pés descalços
em um descampado de estrelas.

o caos precipita oceanos na garganta
mas é preciso atravessar o silêncio
mergulhar nas suas tramas
deixar de contar o tempo com fitas métricas para ser
e fiar a vida

porque, no início, era a agulha
e ainda é.

grãos

de dentro das Hélices Epidídimas
da panela de pressão
qualquer palavra
musculocutânea
volta distraída
pela ligeireza do sopro
que a vomitou
qualquer golfar sai molhado
do besuntado d'ois grãos azuki
porque junto com ptialina fora cuspida
então fica um espaço
uma gosma espessa
uma vaga esperando
outras tentativas de se enganar o tempo

Sou

Respiro a brisa
escorre lisa
nas veias
a vida

Como ondas
ronda o coração
dispara o gatilho

Asa azul
água cachoeira
mergulho inteira

Do casulo
um pulo
explosão
arrebentação

Da água ao chão,
nas pedras
nos vãos

Me dissolvo no céu
em brancas camadas
escarpadas

Desço degraus
de uma estrada
sem fim.

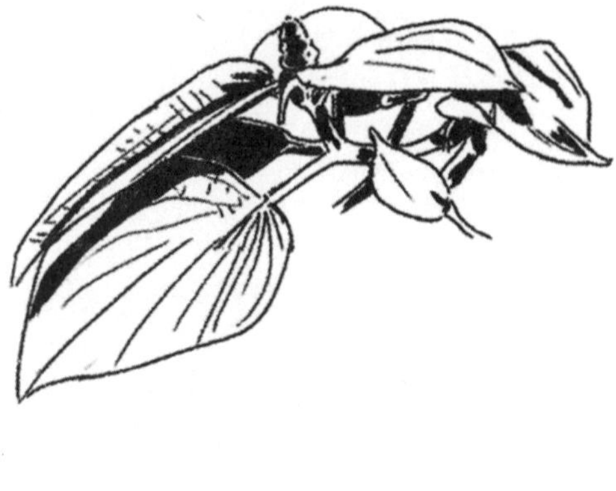

silêncio-mulher

há cerca de três anos, decidi que iria ouvir o silêncio
tentar aprender com ele

foi quando decidi ouvir
(e deixar falar)
a mulher em mim
(enfim)

silêncio e mulher
(é histórico)
tantas vezes andam juntas

é triste
(e poderoso)

(só) o silêncio pode dar sentido
a qualquer som, a qualquer fala

e o som
e a fala
apenas arranham
o sentido do silêncio

pertencer?

pergunta Diana
engulo seco

pertencer
implica ser pertencida
e essa posse
fecha a glote

dói e arde

não choro mais
na verdade
na mentira
sequer entendo por que digo
mais
se estou certa
se estou errada
se alguma vez já chorei
acho que sim, um dia
quando havia dor
agora só resta
uma coisa seca
dentro, fora

o mundo inteiro me dói
porém, continuo a mentir

dança

ela me convidou para dançar
sozinha, não tinha coragem, nem força
então me embriaguei

ela tocou o meu ombro
desceu a mão pela minha cintura
e começou a me conduzir

era uma música intensa, porém calma
convidativa como um perfume floral
quando me dei conta, já girávamos pelo salão

ríamos uma para a outra
como se aquela noite
não fosse ter fim

ela sempre foi minha companheira
e nesses momentos me fazia acreditar
que não queria mal para mim

caí no canto dela como um homem cai
no canto da sereia
e a deixei invadir o meu corpo
meu templo, de novo

a depressão me convida para dançar
e eu aceito
como se não tivesse nada a perder
porque ela me faz acreditar que não tenho

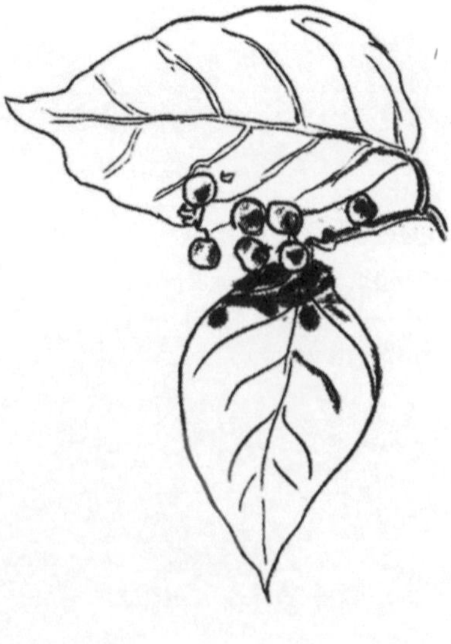

Caminhada

Uma
Duas
Três
Duzentas pedras no caminho
Pontiagudas
Despedaçadas
Cobertas de musgo
Uma
após
outra
Pelo morro de São Paulo

Entre elas
Dor
Sobre
uma
Repousa helênico
Célebre
Fúnebre
O amor que morreu
Fora do morro de São Paulo

Erguidas ali
Uma
Duas
Três
Paredes da casa nova
Sem móveis
Sem lembranças
Sem ele
Presas entre as pedras do morro de São Paulo

Afoitos
Mal escondem-se
No mato ralo
O riso
O sexo
O fim
Tudo ali
Também nas nuvens
Nos pés
Nas bolhas cheias de água
Do mar
Daquele verão
Em Alagoas
Nós
Apertadosumaaum
Da corda que nos leva ao topo do Morro de
São Paulo

Oito pedras
Em cruz
Uma morte
A minha
A nossa
E depois
A surpresa
A imensidão
Como um abrir de janelas
E a cegueira do Sol
No topo do Morro de São Paulo

Eu
Provocando Deus
Para que me pegue
Pela cabeça
Me jogue
Me atire
Me arranque
De mim

Pego o chicote
Me açoito
Uma
Duas
tremo
Três

Chicote na mão trêmula
Me prendo
Prendada mulher prenha

Amarro as idas
Espanco conquistas
Sangra a existência
Por si, desprezada

Do sangue, o bicho
Desarma o macho
Que come minhas veias uterinas
Rasga as roupas
Que mastigam minha pele
Solta o grito
Que cala minha voz
Salto de pés nus
Pouso sólido

Eu?
Eu fujo de mim
Pra ser eu

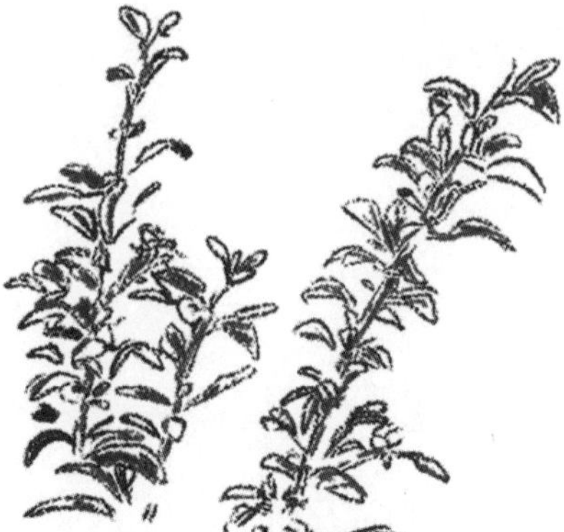

para Paola Guzmán Albarracín

mulher é para ser capa
de revista, matéria de capa
de jornal, é o que é falado em
telejornais de rede aberta

de preferência nua, de costas
corpo escultural, carreira em destaque
logo rápido se assina um contrato
tudo acordado em primeiro ato

mulher está para diretor, ator,
ceifador, estivador, todos eles a olhar
se não isso, pra que se tornar?
mulher, pra que se é mulher?

objeto de consumo até quando não se
quer, motivo de rechaço
descaso crítica penúria
uso indiscriminado e sem moderação

até matá-la
mulher
e nem a justiça presente
para defendê-la

Desabafo

Para! Me olha bem na cara
Consegue enxergar minha vista cansada?
Minhas olheiras inchadas?
O quanto minha mente e eu já fomos abusadas?
Nos seus apontamentos, dizem o que nós, mulheres,
[devemos ser o tempo inteiro
Não tem caixinha que me caiba pra eu me enfiar
[dentro.
Silêncio! Que eu tô falando
Não me interrompe, que eu já tô surtando!
Em que momento vocês trocaram empatia por patada?
Tá me vigiando pra me pegar no erro ou socorrendo
[mina que precisa ser ajudada?
E eu não tô engrossando caldo, os cara que culpa
[feminista por "discurso errado" é mato
Tenho a impressão que vocês todos tão no *close* errado.
Tem dia que eu não quero curtir moda boa, com as
[amigas em noite de patroa
Tem dias que minha loucura voa
Tem dia que eu queria botar fogo, em tudo e todo
[mundo
Tem dia que sou pedagógica, até dou discurso
Tem dia que eu sei que a revolução não vai salvar o
[mundo
Mas não pensa que eu tô de besteira

Eu vejo o tempo inteiro suas violências e isso é
[empoderamento pra vida inteira
Eu sou cilada, daquelas que distraído não flagra
Eu enxergo bem o poço de soberba
Vocês tudo aí querendo ter razão
E eu sendo servida como sobremesa
Mas depois que vocês me comem, ninguém põe quanto
[eu valho na mesa
Ler não enche o bucho, mas abre os caminhos, e eu
[sozinha já escrevi três livros
Ah, você não leu?
A Constituição também não leram, e olha no que deu
Que tal fazermos umas rodas de conversa e cada uma
[contar sobre o que aprendeu?!
É sobre soma e não divisão, e como sempre foi a
[quebrada que me acolheu
Vi casas caras, conheci gente rica
Mas não troco a vivência que a gente tem por ser uma
[*cult* esquerdista
Que muito fala, pouco faz
E que ainda quer me vender a ideia de que somos todos
[iguais
Conheci traficante *playboy*
Que não gosta de assim ser chamado
É que pra ser varejista de drogas

Basta ser o nobre do seu bairro
Conheci mina escrota
Talarica
Conheci até loira bem paquita
que faz mestrado sobre funk
Mas nos bailes de favela você nunca vai trombar ela na
[pista
Já vi cara de esquerda passar pano pra esse tipo de
[mina.
É complicado
Vocês sempre deixando pra amanhã
Na mesma historinha do sutiã queimado
Já dizia Bia Ferreira
De dentro do apê,
No meu próprio condomínio, sofri racismo por ser
[preta
Me coagiram, me perguntando até se eu já fui presa
É que mente de *boy* branco é tipo uma cadeia
E as humilhações que eles nos fazem passar são a
[sentença
E o mundo tá cheio deles, é melhor você não marcar
[bobeira.
Eu morri estando viva
Renasci porque tenho amigas
Morei no Centro

Mas nunca deixei de ser periferia
Não troco seu doutorado pela minha consciência
[política
O feminismo salva
O machismo mata
E cuidado porque às vezes você vai ser morta dentro da
[sua própria casa
Minha troca é sem troco
Não gostou do que leu, lê de novo
Aprende a ser menos egoísta, pelo menos um pouco
Meritocracia de *boy* é ser herdeiro
Mas da onde eu venho, mãe solo passa fome porque se
[preocupou em alimentar os filhos primeiro.

dar o *boy* lixo à composteira

e então
dar-me aos desajeitados
às minhas amigas
às desconhecidas bocas, onde reconheço a minha própria
que se abrem e me dizem: sim?
dar muito para quem tem medo
e não faz dele munição
das antigas armas de conquista
dar para quem dança com a morte
e assim não mata
o que não pode controlar
os tempos de colher
as estiagens
o cio das fêmeas
os apetites, os rumores
que nascem dentro, longe
dar para quem não desvia
do que excede e a nada equivale
dar-me para quem tem
a tarefa de inventar um nome
à sua fome mais pré-histórica
seu desejo agramatical
dar-me, enfim, à terra
que, abundante, me alimenta
e um dia ainda vai me comer

idioma

Um diálogo com o texto
"O idioma analítico de John Wilkins",
de Jorge Luis Borges

em bando
enterrando categorias
para soltar o animal
preso nos buracos da palavra mulher:

- pertencentes ao Estado
- embalsamadas
- amestradas
- desenhadas com olhares distantes por pincéis finos
- as que deixam seus pelos crescerem
- as que param para sentir o vento nos cabelos
- lambem para demonstrar afeto
- encaixam-se a categorias sem registro
- histéricas, se agitam feito loucas
- inumeráveis
- praticam artes marciais na areia
- as que não sangram mais por entre as pernas
- monstras
- bruxas
- sereias
- as líquidas
- ET cetera
- as com fraturas expostas
- as que derrubam o patriarcado com o rabo
- e as que acabaram de lançar um livro.

declaração

as mulheres mais interessantes que eu conheço
estão passando a noite em claro

em um bordado febril, os dedos em frangalhos
para escrever a frase mais longa da história

de olhos baixos declaram
trabalhadoras diligentes
seu amor possível

transcendem a ausência e a tragédia
perfuram o tecido da realidade
com a frágil meada dos afetos
esfarrapados

tecem
tecem
tecem
até amanhecer

Alvo

Ela olha

uma fêmea se espreguiça
lambe o pelo
roça as unhas
aguça o faro
e sai para caçar

Ela olha com o corpo inteiro

é muita vontade de espaço, ar e mira
muita sede e fome
mais que uma questão de sobrevivência
é o ímpeto do movimento

o alvo saliva
existe um deleite nesse pacto
escarafunchar o outro
com focinho, patas e dentes

o lance é se colocar no fluxo
barreirar aos poucos
a tromba d'água
manter a corpulência
e não ser absorvida

para cada correnteza, um leito de rio
para cada margem, uma mata ciliar

às vezes, acovarda-se diante do trabalho
mas é só questão de tempo
artesania

alguns enganos e excessos
muito amor
nenhum fantasma

Ela olha e desnuda-se

há quem fale que olhar assim
é papel frágil
desgastado e tatuado
por uma leitura voraz

(tá tudo certo)

fica horas para entrar no mar
mas quebra as ondas à galopes
para lhe chamar de
meu amor

(descarada)

Ela olha e fala

sobre as amígdalas que doem
a fissura aguda
e a tessitura das veias

por cima da folhagem
há uma borboleta amarela

Ela olha

arqueia a base
dá dois passos para trás

e...

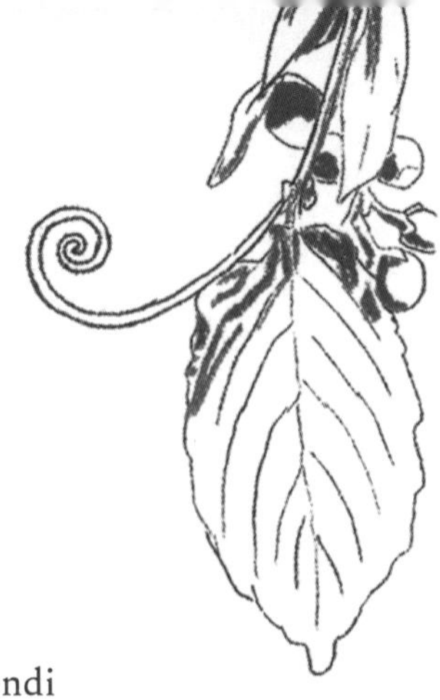

Nicole Brack

mulher,
foi aos poucos que entendi
o que vi por dentro
do teu rosto:
uma mancha sem forma
que te dança
ao redor dos ossos
e esculpe, no sangue,
a lembrança
dos tempos todos
a um só tempo:

tu, eu,
o que nos gestou
e o que gestaremos
nessa vida ou
em outra

mulher
é o assunto das pedras
e por isso
já não uso metáforas:
a mancha é escura e discreta
e sibila
com paciência por trás
do teu esqueleto

não precisei te dizer
— espera
pois tu conheces
o tempo
das gestações

confiei em não te dizer
— desculpa
pois ao te ver eu ouvi
que tu entendes que também merecem
ser ouvidos os choros dos fetos
malformados pelos quais ardi
e ainda embalo
no escuro

quando te vi tu estavas
me vendo
e vendo talvez
alguma mancha
que jamais vi
em mim:
aprendiz sempre de
primeiros passos

nessa fresta sidérea
onde só a pele tem
idade

a bordadeira

vejo a mulher
espetar o dedo
na roca dos sonhos
transformar o bordado
em memória atada
ao sol que se parte
na chegada do inverno

o sangue brota
do algodão lavado
a bordadeira
alinhavando desejos
amarrando histórias
urdidura da liberdade

dizem que se fizer
um ponto bem dado
nunca desata
a mulher bordadeira
sabe que metade
de um dia inteiro
é tempo de fiar
desmanchar e coser

trompas em flor
carregadas de sangue
seiva pulsante
nasce da teia
que costura a vida
com agulha e precisão

a bordadeira orquestra
linhas grossas
torcidas e retorcidas
verdes rosadas
vermelhas amarelas
trançando caminhos

ressignifica o útero
esgarçado inchado
de dor e violência
em força motriz

correnteza rubra
que deságua espessa
manchando o pano
borrando a trama
e os olhos da feiticeira

Fim de tarde

I

Na ponta da pedra
Apontando pro alto
quase no pico do mundo
E a nível do mar
O sino da igrejinha

Faz
belém
blem

blem

[Deu meia-noite, o galo já cantou]

Na mesma pedra:

Calunga

E afogando o chão de Xangô firmado
Nos domínios da Rainha das Cabeças

Calunga Grande.

[Seu Tranca-Ruas que é dono da Gira]

[Oh, corre gira, que Ogum mandou]

II

Onde vento é sal e sal é suor
Amor é visita de Oyá em fim de tarde
E raio de sol vale mais do que seu reflexo n'águas.
A pele arde, o sono é pesado
E rejuvenesce.

Na terra onde mar é chão,
aprendi a vencer demanda
domando ondas sem sela,
perdendo o controle arrastada na areia
pela ressaca furiosa
A sorrir com o gosto selvagem
da água indomada
Criação e Destruição como Kali:
Eu.

III

Eu aprendi a brincar ali
a ser feliz ali
E guardei um pedaço de mim
no fundo do mar
Que é só pra me sentir completa
ao encontrar as ondas que quebram
E encantam pra brincar de eu

O próprio mar é sereia

Um dia, namoro com ele pra viver leve
[Em Bantu e Iorubá, o Mar é Ela]

Você acredita mesmo que sabe sorrir?

[Leva pras ondas do mar o mal que aqui possa estar]

IV

Num dia de sol, meio de surpresa
Um menino da Calunga Grande
Veio me contar
Que se eu não olhar fixo pro mar
Nunca irei reconhecer felicidade no espelho

E, diluindo meus medos,
Segurou minha mão com as suas
Limpou meus sonhos,
trouxe direção
E me mostrou, como quem lê o futuro,
A matéria que me constitui

V

O passado que é constante e agora
Havia sido sufocado
Mas respira

Debaixo d'água

Olhos abertos
Arde, mas é legal

VI

Já plantou bananeira?
Pegou jacaré?
Não tô perguntando há vinte anos,
mas ontem, anteontem
hoje.

Você entende que só agora reaprendeu a sorrir?
Você entende que o quintal da casa das crianças mais felizes
é o maior cemitério do mundo?
Reconhece na própria felicidade
o segredo de ser *eu*?

Em algum lugar
deslocada
fechar, recolher, separar, afastar
e muitas vezes, desconfiar

venho de dentro das águas
profunda, crustácea, molhada
e de um silêncio amigável
reafirmo a existência

encarnar e poder ver todas as nuances entre dia e noite
quem é filha de Nanã não tem medo nem da morte
me disseram um dia

pertencer
conectar
religar

qual é o lugar do corpo?
que corpo?

tomada

tomar, beber, roubar, banhar, apanhar
deslocar é também se colocar de novo

corpo

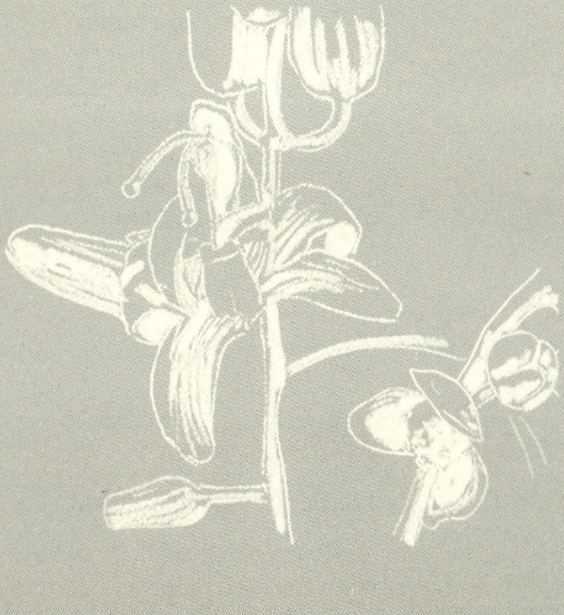

matriosca

a pele que circunda o corpo
não tem textura
nem forma
é quente e fria
úmida e seca
forte e fraca

a veia que percorre o corpo
não tem fim
nem começo
é longa e curta
grossa e fina
flexível e rígida

o órgão que habita o corpo
não o é
nem nunca será
volúvel e volátil
leve e fluido
pena e penugem

o corpo como um todo
é o nada
e o inteiro
o começo
a jornada
e o meio

dentro de outro meio
e de outro meio
e de outro
de outro
outro

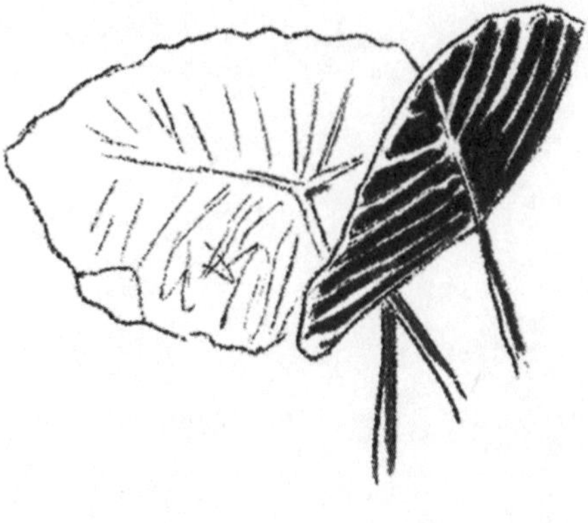

poeira

terra vermelha
vermelha que nem meu sangue
tão vermelho
e a raiva, que difícil sinto
vermelha que nem a saudade
que planta o peito
que nem
as paixões que brotam
dos passos

terra vermelha, poeira
daqui mesmo foi que vim, foi,
e achei certo não estar chovendo
nessa minha chegada
(mesmo que em época de chuva
e que de certo eu não entenda nada)

cerrado e eu
nos recebemos
como somos
saudosas
vermelhas
e
secas
abraçando fogo
retendo água
colhendo chuvas
para brotar verdes

e recomeçar

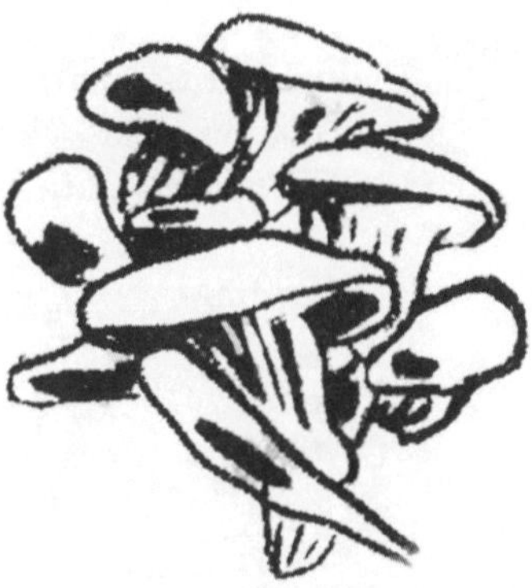

parto

as partes vistas deste corpo
mudam a cada semana

esteve aqui a querência
de um ventre úmido e casulo
latência

está aqui a descontrolada
fervura das células

formam
rotina
espera
ponteiros

formam
papilas
preparação para o alimento
coluna ereta
calcificada para esfarelar

formam
sinapses
raios
trovões

os órgãos aglutinados deste corpo
digladiam-se no quadragésimo ano
desta gestação

formam
mão - porta aberta
boca - despedida

(e eu ainda não nasci)

a coroa queima
dez centímetros de encaixe
cabeça rotacionada
expulsão engatilhada

a vida num berro

sangue roxo
coagulado nos lábios
será curado
com camomila e barbatimão

não corte o cordão
ainda passa o respiro
deixa eu recobrar o fôlego
para mais um gozo

(ainda é permitido)

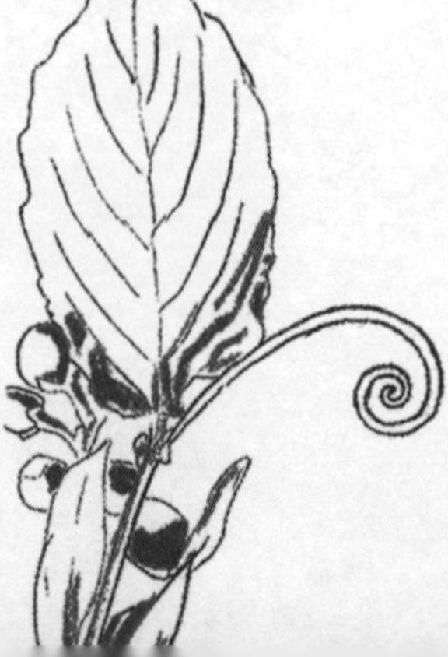

não sei ser una
da primeira vez, caí
o pé em dança
o osso contra si

até hoje a marca
escura

não sei ser una
desde que quebrei
três dentes da frente
o pé em deslize
o chão inteiro

até hoje um sorriso
3/28 falso

como rede
cada coisa guarda
em si
um tropeço

malha tecida —
probabilidade,
sem cálculo,
de erro

somá-lo
ao corpo
arriscar
a conta
ver se sobrevive

Asfixia

Cortando as fossas
das minhas narinas
agoniza o ar fixado
para longe da pele

Cada alvéolo
Foge
Feito baforada amarga
Ventania espessa
Dos meus abismos

Ar que vê e me vê
E amedronta
Antes de invadir
Poro adentro

Arranha as paredes da minha língua
Lambe os seios das minhas mordidas
Come a carne minha
Crua
Digerida

Ar que me anseia
E prende
Ar solto que,
Sem voz,
Canta

Ar sem porta
De entrada ou saída
Morre
Jorra
e goza

Linhas sem nome

Fabrina Martinez

meu corpo tem
a cor do privilégio
o tamanho da exclusão
cicatrizes de cigarro
marcas de chutes
punhos fechados
mãos espalmadas
território fantasma
meu corpo tem
mais de quarenta anos
coragem de ser
ilusão
meu corpo sangra
menstruação
engole coágulo da agressão
meu corpo faz água
quando penso no teu vão
mas anda desidratado
com o limite da aceitação
meu corpo
é corpo
tomba
sente os calafrios da rejeição
em cada curva dissidente
o vazio da incompreensão

meu corpo
carrega
caminha
quebra
é retalho de percepção
só recebe algum afeto
se for no escuro da relação
toma meu corpo agora
me diz em público
o que me diz só
na minha frente
elogia
escancara interesse
na esperança de me dizer
não
meu corpo branco
de tão gordo
ficou transparente
passa pelas retinas
há quem finge
que vê
que sente
que   admira
e   você   declama
ação

meu
corpo
existe
mesmo
que
você
diga
não
meu
corpo
insiste
mesmo
com tua
agressão
meu
corpo
só
meu
corpo
antro
rebelião
meu corpo
é grande
nele habita
Legião

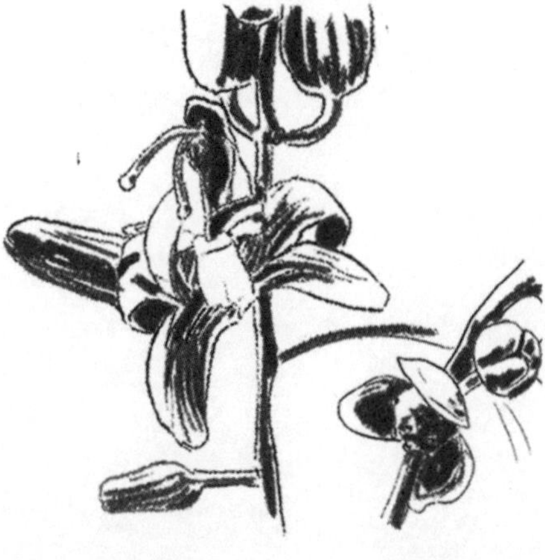

O corpo era só um corpo
Até se tornar pesadelo
O meu corpo
Era só um corpo
Até virar motivo de medo
Eu era criança, virei presa
E entre olhares que amedrontavam
E toques indesejados
Fugia de mim mesma entre as paredes
Do meu desespero
Pra ser túmulo

d'eu

E em mãos que estrangulam
essência
O suco de mim, se fez chorume
Estragados seus
Dedos
(?)

Seu pau caiu de podre

Mas quando gritei
(— madeira!)
Já era tarde demais.

Em sonho
Nunca vi homem brincar de ser caça
Mas acordada
aprendi que
se uma árvore cai onde ninguém ouve
ela pode
ou não
fazer barulho

Uma de nós pode parir todo som
De dor e sofrimento
Numa concentração de
Metrô Linha 2 sentido Botafogo
Na altura de Maria da Graça
Às sete da manhã
de uma quarta-feira
E ser muito mais irrelevante
Do que a árvore que cai
E ninguém ouve

A não ser que engravide da dor

Não que se importem com a fotossíntese
Com o destino de quem não
nasceu
Ou com a camada de ozônio

Se finge interesse só por
Poder

mudar de assunto:
Bobeou, se passaram três meses
Mas pro eleitor de fascista
Basta cagar dia sim, dia não
Se o genocídio estatal não
Atirar na cabecinha,
A gente dá um jeito e prende
Mas, ó, te livrei do inferno
Não me importa se você
não acredita nele

Fiz minha parte.

Ser mulher é gostar
De ser
Antílope de salto alto
Na cova dos leões
A poesia é buscar motivo
Pra ainda assim
passar batom

A base é pra esconder os hematomas.

Quando o coração se foi
A dor também
Dentro das costelas
Ressoava o eco
De um vazio sem fim

Mas o corpo era só um corpo
Até a consequência virar causa
E a causa ser inocência
Então, virou domínio de outrem
E expropriada da matéria
Em minha própria diáspora
Virava Egum;
Dissociava

Enquanto a mente associava o corpo
Invadido
Ocupado
Queimado
Morto
Ao território de tantos exércitos
Que amam e lutam por ele

Enfiando espingardas em sua vagina.

Ao prazer do sádico
Entregava tudo
Já não está aqui
Quem sofreu
(?)

Seguia firme,
sem abrir os olhos
Masoquista
Eu
(?)

Cresci vendo pânico e nojo
Se tornar afrodisíaco
Cresci sentindo prazer com o desprazer

Pra me tornar mulher
Porque fora das paredes e do teto
Branco
Ou de tijolos crus
Ali tá faltando cimento, deve ter goteira
Quando chove

— Você é frígida

Em líquido amniótico
Boiava fora do corpo
Pra renascer
Na ponta do abismo
Em posição fetal
A depressão era minha
O clímax dele
Eu ainda choro, mas o que importa,
O gozo, já se foi
Nem era meu

Lágrima não existe mais

Ser mulher é aceitar a demonização
E estar sempre grata por isso

Sorriso no rosto, jantar na mesa
Mas era só um corpo, até virar motivo de ódio
Era só um corpo, até só ter corpo pra ser
Era só um corpo, até renascer no prazer
Até religar a alma à carne
Gargalhar à sombra do que foi medo
Animalizar-se.

E deliciar-se com o sangue e a carne crua
Os gritos de desespero e dor
(Daqui não deu pra ouvir. Outra árvore caiu?)
Antropofagia reversa
Te como e me limpo da sujeira
De teu corpo
No meu
Sangue não menstrual
Me pinta de vermelho
Comunista misândrica
Racista reversa
A vingança nunca é plena

Mas quem morre por último
Tem direito a narrar
A história

Talvez...

Talvez seja melhor
meu corpo se diluir
no oceano sem fim

Desintegrar
perder a forma
desmanchar
sumir

Talvez seja melhor
fugir do que assusta
mete medo, pânico
do que assumir

Talvez não compreenda
que essa fenda
buraco profundo
caverna escura
caminho movediço
não tem fim

Talvez não queira
não consiga
enxergar o que grita
excita
me tira de mim

tento aceitar o silêncio que vejo
na face externa
da minha pele
mas há algo que grita

não sei se de dentro
por entre o mistério
do recôndito recheio:
carne sangue ossos
água galhos folhas
algum espaço para a passagem de ar

ou talvez de fora
ou de dentro
das costas de rocha onde caem
cabelos
de água doce
e que também parecem plácidas e silenciosas, mas
ardem
e estremecem
ao serem tocadas
pela água
e pelas línguas do meu corpo

meu corpo venta
deixando rastros feito
a curva do som da flauta

vivo sob o solo
e moro raiz
rodeada de seiva doce

faço ninho
pro meu veneno
que também remedeia

danço com o tempo
e renasço no dentro
onde encontro meu fim
ou começo

no feitiço, enrosco
casqueando, degolo

como
gozo
e troco de pele

potência é quando a água arrebenta em meu corpo
e tudo é mar e medo
a pele vestida de sal
algas a ditar o movimento das marés
nos meus cabelos de medusa.

um pássaro branco sobrevoa a minha vontade de
[abraçar as ondas
ter os pés lambidos de espuma
areia e paz.

mas hoje ainda é terça-feira
e o canto da sereia é uma ampulheta suspensa abaixo
[da linha do equador.

Bênção da noite

Sozinha no mato
Meu coração está aberto
O presente das trevas é coragem
O segredo da noite é proteção

Abro os olhos no escuro para descobrir
Sinto os pés no frio da terra
Para lembrar que não estou
Sozinha no mato

este é um feitiço para te dar coragem

onde você estiver firma
bem forte os dois pés
lembra: lá embaixo chão
teto chão asfalto terra
cometa cadente pedra
matéria espessa fogo
fogo em cima teto
rachadura teto fresta
vento muito vento o corpo
leve rente aos outros corpos
centros magnéticos disputando o centro
do teu corpo agora em órbita
o sol irresistível
insuportável fogo
entre fogo e fogo você
onde você estiver você é fogo
lembra agora e entra
nesse escuro que é também você lembra
e entra como as que chegaram primeiro na caverna de
[Lascaux
as que chegaram antes
da domesticação do fogo
dos bichos e da voz
antes dos homens

elas foram para a entranha
o escuro sem nome e sem roteiro
não para se proteger afinal qual proteção
elas foram imaginar a coisa
antes da coisa sequer ter forma
elas colheram grão, amassaram grão, fizeram tinta
elas usaram sangue para chamar os bichos
eu tenho uma teoria sobre Lascaux
Lascaux era um cinema
eu lembro, isso foi ontem
sobre as paredes projetamos
os nossos corpos transformados
em uma fera toda outra
a que dorme nas cavernas
a que só existe na palavra
(Lascaux foi depois do cinema mudo)
fizemos então esse experimento
que estamos repetindo agora
ir aonde há espanto
misturar luz e escuridão
colocar o corpo entre
ver surgir uma coisa nova

daqui pra frente

indenizar os músculos dos pés
por anos lhes privar da terra
e sua textura irregular

soltar as pernas da prisão
de barganhar sem rumo
pelo ganha pão

decretar uma emenda
que permita à bacia
se esvaziar para caber
na própria anarquia

garantir à coluna
o direito de ser curva
e devolver ao útero
todas as suas luas

ressarcir o intestino
por anos digerindo
fantasmas, agrotóxicos
e amores neuróticos

percutir sobre as costelas
reivindicando o pulso
encerrado dentro delas

tirar do pescoço
o peso da cabeça
e as nossas tetas
de cima dos ombros

são tantas tretas!

dar ao corpo
a liberdade de pertencer
sem qualquer obrigação
de caber

Te dedico

Meu corpo
Sem filhos
Ou fendas
De história
E cicatrizes
Ainda sós

Meu corpo
De silêncios
Nas madrugadas
De bares
E estradas
De cimento e lençóis

Minhas rimas
Estrábicas
Sobre um corpo
O escombro
Do que fui
E voltarei a ser

Minha poesia
De maestra
Na esquina
Uma seresta
Solitária
Antes de o sol nascer

Te dedico
O meu corpo
De poeta
Vagabunda
E versos curtos
Sem temer

Que meu corpo
Não te caiba
Se desfaça
Nas tuas mãos
No teu desejo
No meu querer

a fenda que rasga o céu precipita rios sobre nossas
[cabeças
cardumes sobrevoam a pequena cidade
com suas escamas que brilham e cegam ao contato com o sol
confundindo o movimento das tarrafas lançadas às
[margens.

um cemitério de embarcações nos recorda
que é preciso atravessar a ponte com os pés armados
a voz alinhavada nos dedos das mãos
o coração tensionado à cabeça para entoar a frequência
[cardíaca da terra.

ao abrir os olhos, tudo é diverso
como enxergar pela primeira ou última vez

cachaça

uma vez ouvi alguém dizendo
que beijo apaixonado deixava a boca dormente
igual cachaça fazia
eu ri de nervoso sem entender

de repente
o corpo todo dormente
eufórico
formigando
te recebendo

você me deixa bêbada

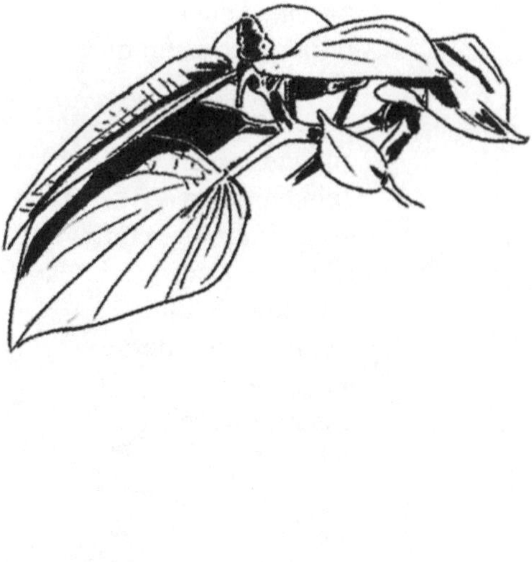

areia

para Vinicius e Ariel
ao som de "Dançando", do Agridoce, lê-se melhor

fecho os olhos
para não enlouquecer

meu corpo
entorpecido é privilégio
da rainha do mar
que prepara o caminho
com sal e algas verdinhas
afasta as ondas
e as águas-vivas
para que possamos
namorar tranquilos

seus olhos são de paz
eu sou movida
pela gaia em fúria
retorcendo as funduras
da terra

enquanto o ar te falta
colho os segredos
escondidos em naufrágios
resgatados por sereias
roubados de lulas
vampiros do inferno
que abocanham
gigantes de ferro

tento não pensar
nas contrações
tente não pensar
na enxurrada

a praia domingo à tarde
nós três dançando
o peito em chamas
transbordando hormônios
num projeto solar

ao som de notas
metálicas e agressivas
de um piano improvisado
antes do mundo
engolir o mundo
feito areia que se move
para recomeçar

por ser demasiado líquida
custo dar forma solidez
ao que de mim quer desabar

entre raios e tempestades
há uma força que me propõe danças
uma pulsão vagarosa
me ensina a manter
o sol se levantando desde o epicentro
sempre recebi esse convite
confio nele com uma fé que não hesita
quando criança, insisti na procura de um gato,
que insistia em me chamar na maior chuva que estive
encontrei-o somente na manhã seguinte, debaixo da cama
e entendi que quem me chamava era o céu.

desde então me dispus a receber as tempestades
seja no desfrute de sua claridade-raio
ou no fluxo d'água que se agiganta na pele
deixando dentro uma mistura de vazio e
[preenchimento
o que só agora percebo é que a intenção era armazenar
[tempestades
as grandes águas são o que de maior sou

sei suas funduras de não se ver
suas curvas e temperatura
mas a nascente não sabia,
descobri que há duas formas de se nascer água:
pedra e céu
é pra fazer renascer toda essa água que guardo.

talvez outra nascente de mim encontre vida no que hoje já vejo
[morrer
o corpo,
oráculo de mistérios e exatidão
revela do que mais fundo somos
encharcando os olhos essa necessidade de se fazer natureza
virar rio, vendaval, cachoeira
sendo mesmo rocha ou nuvem
algo do princípio
já seria suficiente para encontrar outra vez e sempre
as águas tantas,
os ventos imensos
e sua matriz
tão transitória quanto permanente.

poesia

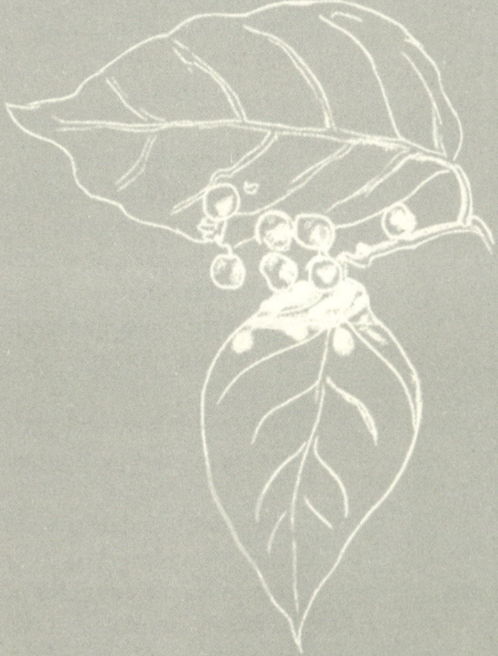

já não me interessa saber
quantas perguntas cabem num corpo

elas são pesadas
e é cansativo
deitá-las como roupas numa mala
para que todas caibam
mas vivam esmagadas
no tempo inerte
do escuro

também é doloroso
jogá-las fora
e ser um corpo vazio
tão vazio que a pele também
se desmancha
no outro vazio, que é o ponto de partida
para uma viagem

hoje me interessam mais
os corpos das perguntas

me interessa deixar que
num rompante
eles me agarrem pelos pés
e me arrastem para a mata

quero me perder nos sons
das suas vozes ao falarem
um idioma inventado
algo entre o humano e a língua das
corujas

e quero que me soltem

para, tonta de círculos,
enxergar um sorriso
entre duas estrelas
um sorriso que acalme meu coração aflito
pelo atrito da terra contra as costas

lábios prateados que meu corpo refeito
na miudeza de uma recém-nascida
possa inteiro tocar
enquanto tateia o solo o ar a própria pele
em busca da dor

aquilo de que nasci não existe mais: *still life*

quero o mínimo
existo menos
não encontro identidade fiel
nessa que é a matriz
quebrá-la em mil cacos

alimentei com silêncio
a possibilidade de compreensão, e me enganei
se pelo menos
liberdade caça jeito?

canteiros de beterrabas no meu túmulo
chove
um suco vermelho
e doce
mata a sede do morto
embriaga o morto e, então,
os reflexos das dores passam despercebidas...

Norte

Onde mora minha história
as memórias
Que eu mesma esqueci?

Onde guardo minha dor,
Que me foge
Quando tento tocá-la?

Onde mora minha vida,
Se me escapa
Quando desocupo minhas entranhas?

Onde?
Onde vivo
Quando
morta
aguardo meu retorno?
Quando
despencada
me penduro pelos dentes?
Onde me penduro?
Quando minha pele me é despida
Quando a carne me é comida
E quando sequer reparo

E
Se me encontrasse,
Revirada em uma gaveta,
O que eu faria comigo?
Pra onde?
Pra onde eu me levaria?

calma

quem pode parar mulheres
que amam e são amadas
no meio do caos?

ser lar no meio do furacão
é dom
que minhas ancestrais fincaram na terra
enquanto suas carnes apodreciam

pulsa nas minhas raízes
ser calma
na loucura

Ternura
as árvores sacudidas
ventos de latitude
hormônios pululam

distância singular entre bocas
peles

solfejos interiores apareciam de vez
como quem não aguenta mais segurar
o genuíno duelo

elétricas poças d'água
a competirem gotas.

encontro anual de profetas da chuva

diz-se de tradição
água e sonho e rito
em terra seca —
sertão

tatear a umidade das palavras
perguntar às coisas
qual é a língua
das coisas
silêncio denso: lambê-lo

quais chaves para as portas
quais perguntas para as respostas
tatear, mas não falar
ver, mas não falar
ouvir, mas não falar

tudo vibra
estático é um modo de tremer
tensionado

soma-se uma profeta
a uma profeta
a chuva virá,
dizem sobre o solo seco

soma-se uma poeta
a uma poeta —
mata fechada
de novo a alegria
de se saber
a menor

sabedoria antiga
a da água
em seus estágios:
ao nível do mar, ebulição
acumula-se em si, pedra
deixa-se abrir para si, fusão
desfaz-se dos estágios
tem-se: sublimação

soma-se uma profeta
a uma profeta
soma-se uma profeta
a uma poeta
como a água se soma à água
e chove

mantra

alcance um livro
com peso suficiente que não lhe traga
sofrimento

abrace-o na altura
de seu abdômen, logo abaixo do peito
permaneça em silêncio
respire profunda e calmamente

circule seu tronco, ainda com os braços envoltos no livro,
sobre seu quadril
(você é eixo
equilíbrio)
de um lado a outro

enquanto —
desse livro, pense ou pronuncie a frase
de mais afeição
repetidamente

não se canse
agora, você é você
logo, será frase
depois, livro
por fim, conhecimento

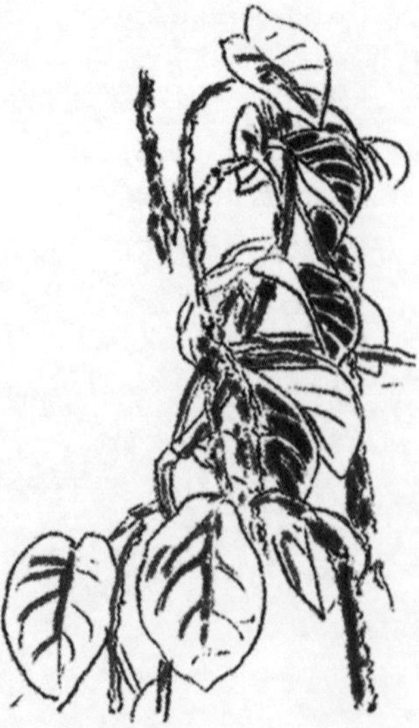

como saber se eu sou uma artista

pergunto
para todas as mulheres
assombradas
por um chamado profundo
da arte,

pergunto para os livros
e para as pinturas e
fotografias, para a alma
das mulheres
artistas:

— como é possível ter tanta
certeza
e ao mesmo tempo
completa insegurança?

— sua mente duvida
seu corpo sabe
seu corpo volta pra Casa
na arte.

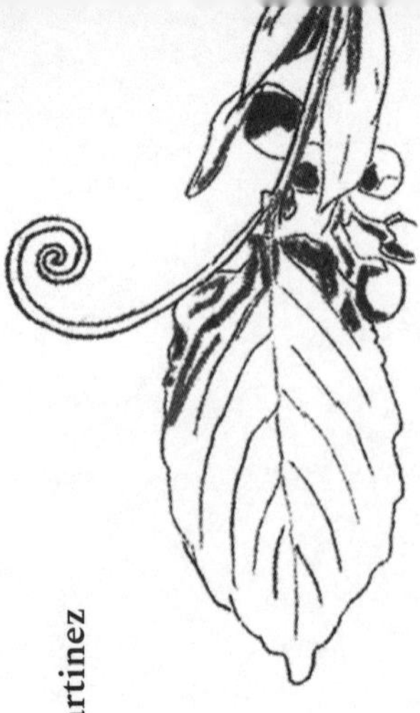

fato

pra cachoeira,
ombro de ansiosa
é carne de segunda

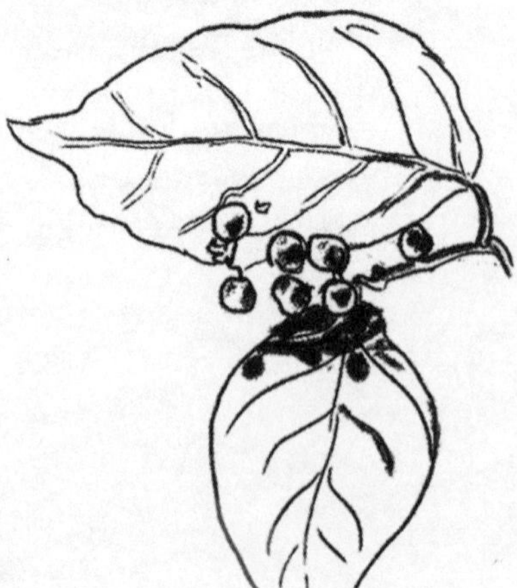

queda d'água

me recolho
atrás de sua língua
molhada e voluptuosa
que engole chuvas e rumores
calando bocas em silêncio

não tens origem
nem foste lençóis amassados
debaixo de terra

nos unimos há pouco
mas já somos Atlânticas

evaporamos
ao final do cio
às vezes abruptas
barrentas quiçá
pluviométricas jamais

sem princípio, meio ou fim
parte, todo
precipício
nunca precipitado dizer

ininterruptas

Concepção

Banho quente. Pelando. A água cai sobre os ombros. Pêndulo. O corpo bambeia de um lado para o outro. A cabeça em três movimentos circulares declina para a direita. Mãos unidas no interior das coxas seguram o arrepio. Dedilho os grandes lábios como treliça de trepadeira. Apalpo as pétalas. Elas, todas juntas. Broto amansado. Escorrego a maior falange pelo perímetro da depressão. Retenho o dedo em pequenos e ondulados toques. Parto em retirada pela maré e afundo de vez na fenda mais abissal. Perpasso corais, pintas, palavras e estrelas. A água cai sobre as pernas angulosas. Formam um grande parêntese. Mergulho nas entranhas do que é apenas o meu reflexo em você.

E, assim, uma vida é criada.

Ilhéus atravessou as dobras do tempo

e me deu um beijo:
alfazema
cururupe
caranguejo
úmida, quente e
avermelhada
como a couraça de seu crustáceo {mágico}
ligou a rádio onde gil previa o futuro
me levou pra sua casa
e debaixo d'água
tão rente
beijou meus cílios
puxou de volta o brilho azul-marinho
{que antes eu tinha perdido, num dia de poeira, seca da
[musculatura
errante, cardíaca, vermelha}

Ilhéus espalhou sua areia em minha cama
{plena boiçucanga}
e deitei meu rosto no meio dos seus peitos
ali
onde seu cheiro me chama
me lambe
me alumbra
me emprenha
e me come

e beijei suas coxas
e deitei abraçada às suas pernas
Ilhéus me fez
toda dela

{e se riu inteira}

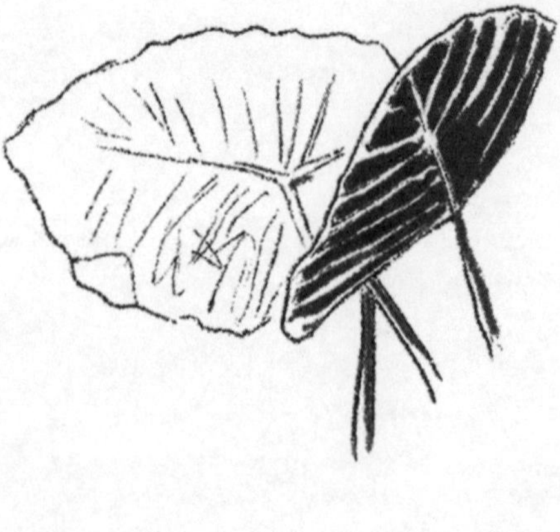

queda livre

a cachoeira eu amo sem pressa
gravito para a espuma da queda
reverente perante a fúria
ciente de seus caprichos
piso devagar cada pedra

observatório
reconheço sua beleza
no tule que o vento esculpe
mas também nas partes duras
pequenos seres de lodo

quando a vejo, quero inteira
mesmo que não a saiba
nem nunca a possa saber:
sua verdade é profunda
glacial

a queda é parte
daquilo que a precede (precipício)
não estou a seu serviço e nem ela ao meu
formamos um belo casal
a cachoeira e eu

sussurros de cachoeira

Dayane Ferreira

deitamentos para teus olhos
para passares aqui,
é preciso tocar-me
é preciso o fluir
é nele que sou
o tempo inteiro,
inteira e dissipante
o som que desce bem antes e chega tão depois
é nele que estou,
erguida e queda
cambiante e afluente
correr como a vida
a encontrar
cavidades
pra nascer, tantas mortes
e o susto pendendo no olhar
saltando à vista,
o ímpeto
dentro
fundo
de teu
coração,
que pousa.
deitamentos pra teu corpo

passagens pra engolir teu toque
e afundar imensas dores
até não mais caber
e transbordar-te
saber-te também pedra,
apreciar-te matéria e ter nisso a confusão
fundir-se
tomar-te
as gotas em espera
as carnes todas em sede
e tanto quanto se pode
abençoar o corpo
que não mais será o mesmo
e pede sempre que volte
ao silêncio que recebe
ao fluxo que te devolve
pro âmago
dentro e pele
de ti

tudo é outra vez respiração
e vem
daquilo que existe
e sempre existirá.

colocar nas mãos dos homens
recém-nascidos, hortas
carrinhos de feira
novelos, dedais
colocar em suas mãos o detergente
os animais
domésticos já envelhecidos
as listas de compras e de pequenos reparos
botões faltantes e roupas vincadas
geladeiras por descongelar
sobretudo os recém-nascidos em suas mãos
mas também cada um de seus filhos, com todas as suas fomes
que nunca tiveram que aplacar
colocar nas mãos dos homens outras mãos
de homens
até ouvir
despencar
as chaves, as armas, os livros
das leis

bruta

eu te proponho
esse pacto
corroer por dentro
as articulações
tornar caóticas
nossas presenças

e quando finda
a luz da lua
lapidar a palavra
bruta, bruta
como a flor
que enfrenta
os canhões

fincar raízes
mesmo no lodo
no caminho do
precipício construído
com ferroadas

a vida te põe medo
eu sei, eu sei
também corro
perigo corro
até as pernas
cansarem de deboche

nosso descuido
é estarmos atentas
constantes instáveis
como a palavra
bruta, bruta
que é experimento
imprevisível

eu te proponho
esse pacto
não jamais nunca
se reduza às baratas
dê de comer às larvas
abaixe a cabeça aos dragões

te quero bruta, bruta
porque não é possível
performar tranquilidade
em tempos de guerra
adormecer quando a rua
te pede intensidade
e uma dose de rebeldia

acenda depois
uma vela, uma vela
para a palavra bruta
bruta como a cor
que te quer bruta
para queimar a pólvora
de outros canhões

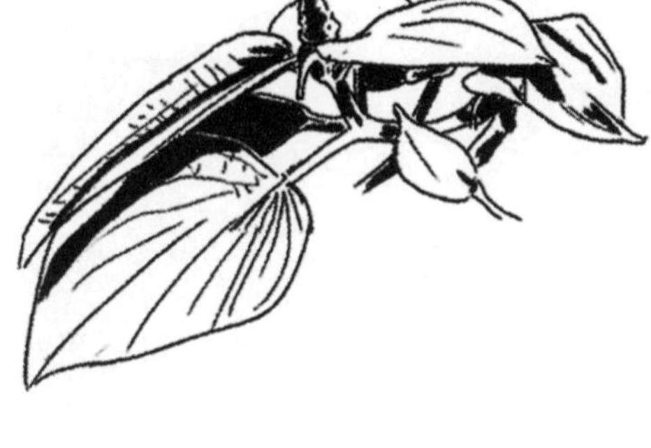

Regina Nascimento

minhas cores

pinceladas de paz
o vento morno
na pele fria

formas
aromas, sons
e cantorias

o eco
no espaço
infinito azul

colo, abraço
vento morno
mansidão

retorno branca
e me disperso
rarefeita

pedaços e traços
montam quem sou

me aceito.

Canto pras águas

Hoje eu vim aqui falar pras águas
Mares, rios, cachoeiras
Todas mulheres
E eu? Molhada.

Eu vim louvar o poder e a glória de Olocum
E quis cantar Iemajá, Obá, Oxum, Oyá, meu rio negro,
[Ewá
Nanã
Hoje vim dizer que sem Obirinxás,
sem Iabás, minhas rainhas,
Não há nada

Hoje eu vim cantar pras águas
Porque o lugar que mais
Me encanta,
Encontro de dois rios
Onde o vento corre livre,
Em outro tempo, eu tava ali
Eu morava ali
Eu era

O lugar que mais me encanta
Tem cheiro de mar
Mas ainda é mata virgem
A brisa canta, o vendaval goza
Eu estou falando de você
Estou falando de nós duas
Eu tô falando de corpos iguais se fundindo
Pra criar o universo

Eu tô falando de amor preto, do que você bebe, do
[gosto que você tem
No que você se banha
O que escorre pela tua pele
E pela minha também

Eu vim cantar pras águas
Porque hoje eu acordei tão líquida
Feromônio selvagem correndo até se transformar em
[rio
Talvez na fuga certa pro colo de minha mãe
Talvez pra te seduzir

Que pelo menos dessa vez, seja eu quem
Te seduz
Que dessa vez,
Seja pela languidez dos meus quadris

Que dessa vez seja pela tua vontade de me fazer súcuba
Vem colar tuas moléculas de hidrogênio
Na minha de oxigênio

Vem pra perto do meu corpo
Se funde em mim pra criar
Fonte de vida
Água, água, mais água
Nossas cheias se encontram
Se sincronizam

E eu entendo o que é felicidade.

Hoje eu vim aqui falar pras águas
Mares, rios, cachoeiras
Todas mulheres

Hoje vim dizer que sem as Iabás,
sem Obirinxás,
Não há nada
E por terem parido meus ancestrais
Por terem parido a mim e todo amor que há
Nesse mundo
Eu vim cantar à dobra do tempo
Eu vim cantar amor às minhas mães, tomar a benção

E agradecer.

autoras

Bárbara Mançanares
Nasceu em Alfenas e cresceu nas ruralidades de Paraguaçu, Minas Gerais. É poeta, bordadeira, graduada em História pela Universidade Federal de Ouro Preto (UFOP) e mestra em Museologia e Patrimônio pela Universidade Federal do Estado do Rio de Janeiro (UNIRIO). Inscreve com as linhas e as letras o que suspeita no mundo. É autora dos livros *Maio* (2018), pela Quintal Edições, e *Cartografias do corpo que canta* (2021), pela Editora Patuá.

Branquinh@
Foi num sábado, às onze horas e quarenta e cinco minutos da manhã, vinte e dois de fevereiro, na lotérica do nascimento social, com a inevitável força da gravidade, nada havia a fazer e gritou. Formade em Arquitetura e Urbanismo e em Ciências Sociais pela Universidade de São Paulo (USP), não emplacou em contratações, somente em calotes. Alune do Clipe 2016, nada publicara. Bolsista do Tomie 2019/2020, nada pintara. Está por aí feito uma ema, bicando os olhos dos menos tolos e sem nenhuma atribuição digna de nota.

Camilla Loreta
É formada em Audiovisual e em História da Arte e mora em São Paulo. Dirigiu dois curtas-metragens, *Clara* e *O silêncio das pedras*. Participou de diversas residências

internacionais e nacionais, entre elas The Artist Meeting, na Polônia, onde iniciou a escrita do seu romance de estreia *Sândalo vermelho e os gatunos olhos dela*. No momento, em fase de aguardo para o mundo se assentar.

Carolina Hidalgo Castelani
É nascida em São Paulo, capital, em 1984. Publicou pela primeira vez alguns poemas e um conto em três antologias, de uma tacada só, em 2020. No entanto, tudo começou quando fez a residência Tomar corpo, em 2019, experiência que a fez apropriar-se de sua escrita e lançar-se no mundo literário.

Dayane Ferreira
Artista cênica, escritora, poeta e taróloga. Formou-se em Teatro pela Escola de Teatro e Dança da Universidade Federal do Pará (UFPA). É autora da publicação independente *Abismo líquido* (2015) e do livro *Desaguamentos de cunhã* (2018, Ed. Escaleras). Participou da *Antologia poética: Um autor, um poema* (2019) que reúne 26 autores paraenses. Integrou a publicação independente *Segredo* (2020), obra de escritoras paraenses. Desenvolve pesquisa sobre a presença das águas e performance ritualística. Enlaça seu trabalho experimentando o diálogo entre as linguagens artísticas e aliando suas impressões poéticas aos trabalhos cênicos, performáticos e literários que compõe.

Paraense, nasceu em Belém, vive em Ananindeua e dança com as palavras.

Diana Salu
É artista, escritora, publicadora. Travesti e sapatão. Não muito linear. Autora do livro *Cartas para ninguém* (2019, padê editorial), em que trabalha o hibridismo de linguagens e gêneros com olhar para a poesia, o desenho, a paisagem e a memória. Uma das fundadoras da MÊS Editora, atuante de 2013-2017, com publicações em quadrinhos, artes visuais e literatura. Idealizadora da Dente - Feira de Publicações, trabalhou na produção até a quinta edição. Tem uma pequena obsessão por ruínas e imagens de destruição.

Dora Selva
É artista interdisciplinar. Reside no Rio de Janeiro desde 2013. Integrou a Companhia de Danças Lia Rodrigues, sediada no Centro de Artes da Maré, por quatro anos. Desde 2017 trabalha com projetos autorais, que transitam entre o campo da dança, da performance, das artes plásticas e do audiovisual. É criadora do projeto Viva Pelve, uma prática multifacetada de estudo sobre a pelve. O projeto envolve oficinas, práticas regulares, processos artísticos, pesquisa sonora e criação audiovisual.

Fabrina Martinez
É leitora, escritora, poeta, mestre em Letras com enfoque em Estudos Literários pela Universidade Federal do Mato Grosso do Sul (UFMG) e jornalista. Em 2019, recebeu uma bolsa Proac para a publicação de sua obra de estreia, *Sabendo que és minha*, pela Editora Jandaíra. Desde 2000 publica diversos contos em sites e revistas independentes.

Gabriela Guaragna
Nasceu em Porto Alegre, em 1994. Trabalha com o método de Educação Somática Feldenkrais, é pós--graduanda em Arteterapia e professora de dança. Participou das publicações das coletâneas de crônica *Marias & Clarice* (2020) e *Por cima é Millôr* (2019). Possui uma poesia publicada na antologia poética do Prêmio Poesia Livre 2015, do Concurso Nacional Novos Poetas (2015).

Gabrielle de Castro Albiero
É poeta, astróloga e revisora de texto. Formou-se em Jornalismo pela Pontifícia Universidade Católica (PUC) de Campinas e escreveu, em coautoria com Luiza Aguiar, o livro *PANGEIA — Fragmentos da guerra da Síria no Brasil*. Participou de coletâneas de poemas como *Intempestiva* (2019) e *Sangue: quem dera o sangue fosse só o da menstruação* (2019). Ganhou, em 2014, o primeiro lugar na categoria de contos e o segundo lugar na categoria de poemas do

Concurso Literário da Faculdade de Letras da Pontifícia Universidade Católica de Campinas; em 2015, nesse mesmo concurso, ganhou o segundo lugar na categoria de contos.

Ingrid Fagundez
É professora de escrita criativa, mentora de livros e escritora. Formada em Jornalismo pela Universidade Federal de Santa Catarina (UFSC), tem mestrado em Biografia e Gêneros de Não Ficção pela University of East Anglia, na Inglaterra. Foi repórter da *Folha de S.Paulo* e do serviço brasileiro da BBC. Atualmente, trabalha em seu primeiro livro.

J. Lo Borges
Historiadora, grafiteira, tatuadora, artista plástica e slammer carioca em busca de representatividade preta, macumbeira, feminista e sapatão nas artes, na política e na sociedade.

Juliana Pithon
Nasceu em 1995, em Vitória da Conquista (BA).
É poeta e jornalista pós-graduada em Gestão de Projetos Culturais pelo Centro de Estudos Latino-Americanos sobre Cultura e Comunicação (CELACC-USP). Pesquisa culturas brasileiras e tem participações em antologias

poéticas. Em 2019, integrou o Curso Livre de Preparação do Escritor (Clipe) organizado pela Casa das Rosas e, em 2015, fez parte da segunda dentição da Universidade Antropófaga do Teatro Oficina Uzyna Uzona.

Lizandra Magon de Almeida
Editora, tradutora, repórter e poeta, nessa ordem. Adora cozinhar, mas gosta ainda mais de comer e conversar em volta da mesa. Formada em Jornalismo pela Escola de Comunicações e Artes da Universidade de São Paulo (USP), é diretora editorial e proprietária da Editora Jandaíra.

Luci Gonçalves
É luz e calor, furacão de calmaria, é simplicidade cortante, vida que vibra. Criadora de conteúdo, escritora, preta, carioca suburbana, favelada, bissexual e empresária. Suas muitas faces ainda não dão conta da totalidade de quem ela é.

Lucila Losito Mantovani
Percebeu que, mesmo tendo recebido um corpo ao nascer, ele só começou a se tornar seu depois que resolveu juntar suas partes para parir a si mesma enquanto mulher. Lançou em 2019 o romance *Com o corpo inteiro*, finalista do Prêmio São Paulo de Literatura, e fundou o projeto Tomar Corpo, que enxerga o corpo como plataforma de autopercepção

e criação. Cursou pós-graduação em escrita de ficção no Instituto de Educação Superior (ISE) Vera Cruz e defende tese sobre a literatura emergente e a escrita do corpo na Unicamp. Acredita na natureza que nos constitui. Saiba mais em www.lucilalositomantovani.com.

Maria Carolina Machado
É pedagoga, atriz e pesquisadora de museus universitários. Foi educadora do Museu Lasar Segall, integrante da Casa de Lua Organização Feminista e criadora de projetos como o Mapa de Coletivos de Mulheres (MAMU) e o Mamangava – Polinizadora de Projetos de Mulheres. Atuou em espetáculos do Teatro do Concreto e assina a dramaturgia *Borboletas têm vida curta*. Foi premiada pelo edital do Itaú Cultural, Arte como Respiro – Poesia Falada, e convidada pelo Sesc do Distrito Federal para participar do Sarau Vídeo Poética com uma série de nove vídeos-poema. Mantém o projeto de escritas e leituras chamado uma Página um Dia. E seu primeiro livro de contos está por vir.

Mariana Bandarra
Portoalegrense de coração migratório, é artista, mulher mágica e escritora de mundos. Visceral até nos silêncios, é cocriadora do podcast *Talvez Seja Isso*, tradutora de dezenas de obras publicadas e autora de poemas, canções, contos e sermões.

Mariana Felix
Escritora, slammer e apresentadora. Tem quatro livros publicados: *Mania* (2016), *Vício* (2017) e *Abstinência* (2019), trilogia com poesias, crônicas e dissertações sobre o empoderamento feminino, a relação da autora com a cidade e o amor; e *Sexo, drogas feminismo e outros amores* (2020), que traz uma prosa poética às leitoras, convidando-as a mudar algumas certezas de lugar. Faz parte dos espetáculos *Samba Poética* e *Filhos do Orun*, ministra a oficina Cicatrizes de produção textual e performance, voltada ao público feminino plural, e apresentou o programa *Além da Poesia*, transmitido pela TVT.

Nicole Brack
Nasceu em Porto Alegre, em 1995. Pesquisa relações entre palavra, feminino, corpo e imaginação no contexto da criação literária. É formada e mestranda em Escrita Criativa pela Pontifícia Universidade Católica (PUC) do Rio Grande do Sul.

Nina Ferreira
Poeta, compositora e pesquisadora na área de Estudos Culturais, nasceu em 1990 no Distrito Federal. Desenvolve um projeto autoral em música com Daniel Pitanga e Gabriel Silveira desde 2019. Possui textos publicados em revistas e coletâneas literárias e, em 2018, publicou o livro

Pérola marrom, pela padê editorial. Ministra oficinas de escrita e atividades que envolvem escrita, artes visuais, música, raça, gênero e sexualidade, além de fazer parte do Coletivo Fissura e integra também o Coletivo de Escritorxs LGBTs (Celgbt) do Distrito Federal.

Pilar Bu
Pilar Bu (ao sul do equador, 1983) é professora de literatura, pesquisadora e poeta. Autora de *Bruxisma* (2019, Urutau) e *Ultraviolenta* (Kotter, 2017), contribui com diversas antologias, revistas de poesia e acadêmicas. É mediadora e fundadora do clube de leitura feminista Leia Mulheres Goiânia e doutoranda em Teoria Literária na Unicamp. Acredita no superlativo e na troca de pele da serpente.

Priscilla Menezes
É artista, poeta e professora. Pesquisa as noções de pensamento poético, ecofeminismo e reencantamento do mundo. Publicou, em 2017, o livro *Erro tácito* pela Editora Patuá. Em 2018, fez parte da publicação *Tertúlia*, da Editora Ágrafa. Em 2019, coproduziu e integrou a publicação *São nossas as notícias que daremos* do Movimento Respeita!. Também em 2019 lançou uma plaquete intitulada *Eu vou invadir os latifúndios que cercaram minha carne* como parte da coleção Babel da Editora Nadifúndio. Vive e trabalha no Rio de Janeiro.

Regina Nascimento
Vive em Caraguatatuba, no interior de São Paulo, tem sessenta e cinco anos e mais vinte por vir, ao menos. Nasceu em Barretos, também no interior de São Paulo, onde viveu até os dezoito anos. Casou-se, teve quatro filhos, quatro netos. Seguiu o padrão imposto à mulher pela sociedade sem arrependimentos. Afirma, com certeza: foi o caminho quem a tornou quem é. Aposentou-se aos sessenta e três anos do serviço público, onde atuava como psicóloga. Participou da Comissão Setorial de Literatura da Fundacc, do Grupo Fieira de Timbopeva, poesia caiçara em mutirão, fez aula de canto, integra a equipe de natação da terceira idade e pedala sempre. Lançou três livros pela editora da qual é proprietária, a Fonte de Ideias.

Sheyla Smanioto
É praticante de escrita e de outras artes oraculares. É autora de *Meu corpo ainda quente*, recém-lançado pela editora Nós, e de *Desesterro*, pela Record. Seu primeiro romance venceu o Prêmio Sesc de Literatura e o Prêmio Machado de Assis da Biblioteca Nacional, foi premiado no Jabuti e finalista do Prêmio São Paulo de Literatura. Ganhou também o PEN Translates awards. Seu segundo romance teve o apoio do Rumos Itaú Cultural. Desde o mestrado em Teoria e História Literária (Unicamp), pesquisa e vive a relação entre a criação e o corpo,

experimentando a escrita como oráculo e manifesto em um projeto literário que busca trazer a capacidade curativa da literatura para questões políticas contemporâneas, especialmente as feministas. Fez parte da seleção *Forbes under 30*, tem textos publicados em revistas brasileiras e estrangeiras, participou de eventos dentro e fora do Brasil, como a Feira de Guadalajara, o Printemps Littéraire Brésilien e o Salão do Livro de Paris. É criadora do método 99% inspiração. Saiba mais em www.sheylasmanioto.com.

*Este livro foi impresso
no mês de março de 2021,
na cidade de São Paulo
pela Assahi Gráfica
para a Editora Jandaíra.
Foram usadas as fontes
Alegreya e Spectral
na composição de
títulos e textos.*